AF328190

239

DE

QUELQUES PHÉNOMÈNES INITIAUX

DE LA

LITHIASE BILIAIRE

ENVISAGÉS AU POINT DE VUE DU DIAGNOSTIC

PAR

Joseph-Ange LEFRANC

DOCTEUR EN MÉDECINE DE LA FACULTÉ DE PARIS

PARIS

ALPHONSE DERENNE

Boulevard Saint Michel, 52.

1881

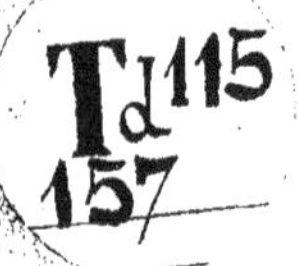
T d 115
157

BIBLIOTHÈQUE NATIONALE — R.F. — IMPRIMÉS

DE

QUELQUES PHÉNOMÈNES INITIAUX

DE LA

LITHIASE BILIAIRE

ENVISAGÉS AU POINT DE VUE DU DIAGNOSTIC

PAR

Joseph-Ange LEFRANC

DOCTEUR EN MÉDECINE DE LA FACULTÉ DE PARIS

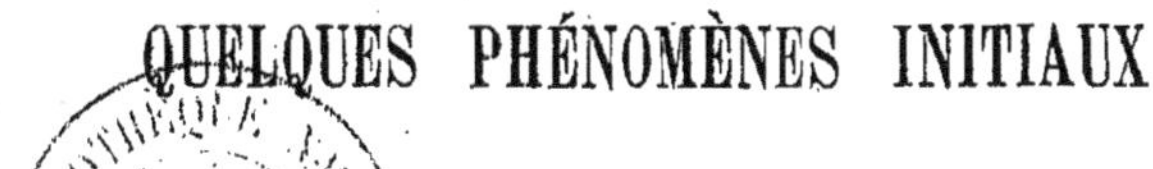

PARIS

ALPHONSE DERENNE

Boulevard Saint-Michel, 52.

1881

A LA MÉMOIRE DE MA MÈRE

A MON PÈRE

A MON FRÈRE ET A MA BELLE-SŒUR

A MES PARENTS

A MES AMIS

A MON PRÉSIDENT DE THÈSE

M. LE PROFESSEUR CH. ROBIN

A M. LE DOCTEUR GRESSY

A MES MAITRES

DE LA LITHIASE BILIAIRE

ENVISAGÉS AU POINT DE VUE DU DIAGNOSTIC

INTRODUCTION

Ce n'est pas pendant notre fréquentation des hôpitaux de Paris que nous avons pris l'idée première de ce travail inaugural : à cause sans doute de la catégorie spéciale de malades traités dans les services hospitaliers, il ne nous a été donné d'étudier que bien peu de cas de coliques hépatiques.

Durant le cours de cinq années passées par nous dans la médecine navale, nous avons pu au contraire nous trouver en rapport avec plusieurs malades, officiers de marine pour la plupart, atteints de l'affection qui nous occupe.

Nous ne voulons pas aborder ici l'étiologie de la lithiase biliaire : cependant, et sans y insister davantage, nous tenons à signaler en passant cette différence de fréquence chez des individus vivant dans des conditions sociales et alimentaires très opposées : « Chez les gens de la campagne et les ouvriers, les pierres biliaires se rencontrent beaucoup moins fréquemment que dans la classe aisée » (Durand-Fardel).

Lefranc

A diverses reprises, nous avions été frappé de la difficulté, parfois très grande, du diagnostic de la lithiase biliaire, avant l'attaque de colique hépatique, ou même au début de celle-ci. Et déjà à cette époque nous avions fait quelques recherches dans les ouvrages qui ont traité spécialement de cette question, quand tout récemment nous avons été témoin, chez un de nos amis, d'un fait clinique qui nous a engagé à de nouveaux travaux bibliographiques.

C'est le résumé et l'interprétation de ces recherches, joints à quelques faits de notre expérience, jeune encore il est vrai, que nous présentons en ce moment.

Que M. le professeur Robin veuille bien nous permettre de lui offrir ici l'hommage de notre sincère reconnaissance pour avoir daigné accepter la présidence de notre thèse, après avoir déjà prodigué les témoignages de son extrême bienveillance à notre égard.

Après les descriptions magistrales de Pujol, Fauconneau-Dufresne, Trousseau, Charcot, Murchison, etc., nous n'oserions tenter de détailler le tableau d'une colique hépatique; du reste, l'accès franc, complet, celui que l'on pourrait appeler l'accès type ne nous arrêtera pas dans ce travail. Nous n'avons l'intention d'insister que sur certains symptômes prodromiques capables d'induire en erreur le clinicien, et de lui faire ainsi négliger l'institution d'un traitement qui, dans certains cas, pourrait retarder, sinon empêcher l'évolution de la lithiase biliaire.

Ce dernier mot montre suffisamment que nous sommes partisan absolu de la doctrine, généralement admise aujourd'hui, qui veut que le syndrôme douloureux, appelé colique hépatique, soit presque toujours dû au passage d'un calcul dans les voies biliaires.

Si un instant Chomel et Beau essayèrent de battre en brèche cette opinion, en soutenant que sur 30 à 40 cas de colique hépatique il s'en trouvait à peine 1 dans lequel l'examen des selles permettait de constater l'existence de cholélithes, depuis longtemps cette proposition a été retournée. Dès le commencement de ce siècle, Pujol de Castres écrivait que « sur 40 malades, atteints de coliques hépatiques, 39 fois au moins la maladie ne reconnaît pas d'autre cause que des concrétions biliaires. »

De nos jours, comme nous l'avons dit plus haut, on a adopté cette théorie, qui s'appuie sur des faits incontestables, et sans nier la possibilité d'une colique hépatique spasmodique ou due au passage d'ascarides lombricoïdes, d'hydatides, de caillots sanguins, nous n'avons en vue dans ce travail que la colique calculeuse.

Quels que soient leur volume, leur siège, leur nombre, les calculs hépatiques peuvent exister pendant de longues années dans les voies biliaires sans se manifester par aucun phénomène appréciable, et maintes fois, à l'autopsie on a trouvé dans la vésicule des concrétions qui étaient demeurées absolument ignorées pendant la vie. Cet état latent, qui est la règle chez les animaux, le bœuf notamment, si sujet cependant à la lithiase du foie, a été néanmoins exagéré par Cruveilhier, lorsqu'il dit que « dans l'immense majorité des cas l'existence des calculs biliaires n'est reconnue qu'à l'ouverture du cadavre (1). »

1. *Traité d'anatomie pathologique*, t. II, p. 167.

Rostan et Beau qui, eux aussi, avaient observé à la Salpêtrière, ont déposé à peu près dans le même sens. M. Charcot, dans ses leçons professées en 1876 à la Faculté de médecine, s'élève énergiquement contre l'opinion beaucoup trop absolue de ses prédécesseurs dans cet hospice de la vieillesse. Mais Barth et Besnier (1) excusent cette exagération, en faisant remarquer que si les coliques hépatiques semblent si rares chez les vieillards, c'est parce que chez eux la sensibilité organique morbide est très fréquemment émoussée, c'est parce que dans un âge avancé les douleurs viscérales s'effacent au milieu d'autres souffrances accumulées depuis nombre d'années. N'a-t-on même pu confondre la colique hépatique avec des douleurs gastriques ou avec les malaises et l'entéralgie de la constipation?

Ces derniers auteurs ont invoqué avec raison la diminution de la sensibilité viscérale à cet âge de la vie ; et l'on ne peut s'étonner de voir la lithiase biliaire indolore et muette chez des sujets pouvant avoir des pneumonies sans points de côté et parfois même sans réaction fébrile appréciable. D'ailleurs, dans la vieillesse, les voies biliaires peuvent subir certaines modifications de structure : leurs tissus deviennent souvent le siège d'un épaississement fibreux, d'une hypertrophie qui en déterminent l'inertie et s'opposent ainsi au mouvement spasmodique indispensable à la progression des cholélithes.

Chez l'adulte, la lithiase biliaire est rarement silencieuse. Qu'il nous suffise de citer la statistique d'un médecin

1. *Dictionnaire encyclopédique des sciences médicales*, art. : Voies biliaires (pathologie).

d'une petite ville d'Allemagne, le Dr Wolff, qui dans une pratique, assez longue du reste (40 ans), a observé 45 cas de cholélithiase avec évacuation d'un ou de plusieurs calculs, et la colique hépatique avait existé dans l'immense majorité des cas.

Les travaux de Monneret, de Charcot en France, de Murchison en Angleterre ont suffisamment insisté sur cette fréquence et ont contribué à bien établir ce double fait important, à savoir que :

1° La colique hépatique est relativement assez fréquente chez l'adulte ;

2° Elle est due *presque toujours* à la migration d'un calcul dans les voies biliaires.

Néanmoins, la plupart du temps, les individus que cette maladie frappe ne sont pas surpris en plein état de santé par leur premier accès de colique hépatique. Sur cent malades scrupuleusement observés par M. le docteur Sénac, quinze seulement signalaient son apparition brusque, sans aucun prodrôme, comme accident initial.

Deux ordres de phénomènes précèdent fort souvent la première crise : les uns se rapportent à un état diathésique évident, les autres appartiennent spécialement à l'affection hépatique dont ils constituent les prodrômes plus ou moins immédiats.

Des premiers, nous ne parlerons pas ; ce sont les migraines, la lithiase urique, les hémorrhoïdes, les arthrites rhumatismales ou goutteuses, l'urticaire, l'eczéma, etc., états pathologiques auxquels succède, s'ajoute ou se substitue à un moment donné la cholélithiase, dévoilée par son expression essentielle, la colique hépatique.

Quant aux accidents prodromiques vrais, leur existence n'est pas douteuse, quoique facilement méconnaissable.

Les auteurs spéciaux sont, à notre avis, un peu incomplets sur cette question. C'est à peine si Fauconneau-Dufresne la signale dans son excellent ouvrage. Parmi les médecins de Vichy, M. Sénac est le seul qui ait décrit ces phénomènes avant-coureurs avec quelques détails. M. Willemin se contente d'indiquer « une période prodromique variable, constituée par de la dyspepsie, des maux d'estomac plus ou moins répétés, des douleurs vagues dans la région du foie, auxquelles s'associe parfois un ictère passager. » M. Durand-Fardel dans son *Traité des maladies chroniques* passe complètement sous silence cette phase, cependant bien intéressante, de la lithiase biliaire.

Ce sont ces véritables prodrômes de la colique hépatique que nous allons passer en revue, et nous verrons qu'ils précèdent parfois de fort loin l'accès vrai, l'accès franc. Nous essaierons d'en tirer un élément de diagnostic très important, suivant nous.

De plus, dans les quelques cas que nous avons pu observer, toujours nous avons trouvé dans l'urine des éléments de la bile : ce phénomène précieux nous donne, à notre avis, quelque droit de prédire l'apparition plus ou moins éloignée de la colique hépatique vraie. Et nous tirerons cette conclusion que, la plupart du temps, ces prodrômes constituent *de véritables accès frustes, larvés de cholélithiase* (1).

1. Dans un article publié il y a quelques mois dans *le Progrès médical*, par M. le docteur Cornillon, nous avons trouvé la relation de faits semblables et dont l'auteur tire des déductions analogues

Les prodrômes que nous allons étudier sont de différents ordres. Les uns sont purement douloureux : gastralgie, entéralgie, hépatalgie, localisations névralgiques anormales (épaule, tête....). Les autres sont à la fois douloureux et fonctionnels : dyspepsie, diarrhée.... D'autres enfin, sur lesquels nous insisterons peu, sont d'ordre tout à fait matériel ; tels sont, par exemple, la dilatation permanente de la vésicule biliaire, la sensation des calculs à travers la paroi abdominale.

à celles que nous allons exposer. Sans vouloir ici susciter une question de priorité, nous tenons cependant à établir que nos travaux datent de plusieurs années et que nous les réservions pour notre thèse inaugurale.

CHAPITRE I

Outre leur contiguité, le foie et l'estomac ont de tels rapports de circulation et surtout d'innervation qu'il n'est pas étonnant que l'affection de l'un de ces deux organes retentisse immédiatement sur l'autre. C'est là un fait tellement évident qu'il est à peine nécessaire de le rappeler.

Du plexus solaire, centre d'innervation de ces deux viscères, émane aussi un grand nombre de filets nerveux destinés à l'intestin. Une cause d'irritation hépatique, au lieu de déterminer de la douleur au point même de production, pourra donc, par action réflexe, provoquer des phénomènes douloureux dans d'autres organes innervés également par le plexus solaire.

Comment et pourquoi s'opère cette action réflexe? C'est là une question de physiologie pathologique, dont nous ne voulous pas ici chercher la solution.

A plus forte raison, ne voudrions-nous tenter de soulever le voile abaissé encore sur ces localisations douloureuses bizarres dans l'épaule gauche, la tête et dont nous rapporterons plus loin des exemples : travail au-dessus de nos forces, nous le laissons à plus autorisé que nous.

D'ailleurs ce sont des faits cliniques, la plupart observés par nous, que nous exposons ici : nous nous y bornerons.

§ 1. — *Prodrômes gastralgiques.*

« Le plus souvent, les malades ne se plaignent que de ce qu'ils appellent des *crampes d'estomac*, auxquelles ils sont sujets par intervalles, trois, quatre fois par an, plus ou moins. Ils ne se rendent compte en aucune façon de ce qui en a provoqué le retour.

Ce qu'ils savent c'est qu'elles sont accompagnées d'un sentiment d'anxiété, de malaise... ; que la crise ayant duré quatre, cinq ou six heures, tout est rentré dans l'ordre, jusqu'à ce qu'une nouvelle attaque ramène de nouveau leurs souffrances. Si vous leur demandez s'ils ont remarqué que ces attaques fussent suivies de jaunisse, la plupart ne savent pas vous le dire (1).... »

Il est difficile de mieux exposer en quelques mots les prodrômes gastralgiques de la colique hépatique. Et, nous devons le dire ici, ce sont ces quelques lignes, placées au début de la remarquable leçon de Trousseau sur les coliques hépatiques, qui ont servi de guide à nos premières recherches sur cette question.

C'est après les avoir lues que, chez notre premier malade, notre attention a été attirée vers la lithiase biliaire.

Nous rapportons du reste cette observation.

Observation I (Personnelle)

M. M..., officier de vaisseau, 32 ans, embarqué avec nous à bord

1. Trousseau. *Clin. de l'Hôtel-Dieu*, t. III, p. 229.

de *la Bretagne* (vaisseau-école en rade de Brest) nous fait appeler dans sa cabine le 25 mai 1877 vers huit heures du soir.

Il est en proie, depuis une heure environ, à des douleurs entrêmement violentes *exclusivement* localisées au creux épigastrique.

Il éprouve en ce point une sensation de resserrement, de constriction des plus pénibles, qu'il compare à une pression dans un étau. Par moment, au contraire, il lui semble que son estomac se dilate, se distend outre mesure.

La palpation des hypochondres ne développe aucune douleur : un peu de distension gazeuse du ventre ; aucune envie de vomir. Ce fait éloigne de nous toute idée d'indigestion ou d'empoisonnement quelconque.

Rien d'ailleurs ne peut faire songer à un accident de ce genre.

Au bout de quelques instants, M. M... nous dit « qu'il est sujet à ces crampes d'*estomac*, qu'elles apparaissent sans malaise précurseur, que c'est la cinquième fois depuis deux ans qu'il a semblable crise, et que les accès précédents ont toujours duré plusieurs heures. »

Ne pouvant poser de diagnostic certain, nous nous résignâmes à faire de la médecine de symptômes.

Une injection hypodermique de deux centigrammes de chlorhydrate de morphine est immédiatement pratiquée et vingt minutes après M. M... s'assoupit pour ne se réveiller que vers une heure du matin. Il est brisé, exténué, mais ne ressent plus cette douleur si violente au creux épigastrique.

Dans la matinée, le malade nous raconte que son père et son frère sont sujets à des coliques néphrétiques. Nous regardons ses urines, restées dans son vase depuis l'accès si douloureux ; elles sont claires, limpides, très pâles, nerveuses en un mot. Nous lui demandons s'il n'a jamais remarqué de sable, de graviers dans ses urines ; il nous répond négativement. La journée se passe sans incident. Le lendemain, M. M... nous fait appeler de nouveau pour nous montrer l'urine rendue pas lui pendant la nuit. Elle est très foncée, d'une teinte un peu brunâtre. En l'agitant dans le vase, on remarque sur les parois de celui-ci une sorte de reflet verdâtre.

Frappé de cet aspect bilieux, nous traitons immédiatement dans un verre à expérience ce liquide par l'acide nitrique nitreux, et nous voyons appar..ître entre l'acide qui est au fond et l'urine qui surnage une magnifique zône verte. En même temps que celle-ci s'étend et pâlit, il se produit une succession de beaux anneaux colorés en bleu, violet, rouge, jaune pâle qui se succèdent de bas en haut.

Trois jours encore, les urines de M. M.... présentèrent la même réaction, puis tout disparut.

Pendant quinze jours, les selles furent soigneusement examinées, elles n'étaient pas décolorées et ne présentèrent rien d'anormal. Chaque jour nous regardions attentivement la muqueuse sublinguale, les conjonctives dans le sillon oculo-palpébral, il nous fut impossible de découvrir la moindre teinte subictérique : cet officier nous a affirmé n'avoir jamais eu la *jaunisse* : aucune douleur ni spontanée, ni provoquée par la pression au niveau du foie. Celui-ci est peut-être un peu gros, mais d'une façon peu appréciable.

Sur ces entrefaites, M. M..., débarqua et obtint un congé. Nous le perdîmes de vue, mais deux mois après, il nous écrivait que depuis son départ il avait eu deux nouvelles attaques : la première en tout semblable à celle dont nous avions été témoin, la seconde avait été plus longue et s'était compliquée de vomissements et d'ictère qui avait paru le lendemain de la crise ; la douleur siégeait plus à droite mais à la même hauteur.

Enfin, phénomène pathognomonique et qui ne nous laissa plus le moindre doute sur le diagnostic, il avait rendu dans ses fèces un petit calcul brun verdâtre du volume de deux grains de chénevis à peu près.

Cette observation paraîtra un peu longue, mais elle nous a semblé tellement caractéristique que nous avons tenu à la produire dans tous ses détails, car elle nous dispensera d'un long exposé symptomatique.

C'est d'ailleurs la première qui nous ait donné l'idée de ce travail.

L'année suivante, un second fait, très analogue au précédent, venait nous confirmer dans l'opinion qu'avaient fait naître en nous les *accès de gastralgie* de M. M.....

OBSERVATION II (Personnelle).

Au mois d'août 1878, nous trouvant attaché au service médical des îles Saint-Pierre et Miquelon, nous fûmes appelé à donner nos soins à un riche négociant de la colonie, anglais d'origine et dont la constitution ne laissait rien à désirer : il avait quarante ans.

Depuis trois heures il souffrait d'une douleur atroce, siégeant un peu à gauche du creux épigastrique ; la palpation et la pression n'exaspéraient pas cette souffrance, laissant indolores toutes les régions de l'abdomen, y compris la région hépatique.

Ni vomissements, ni nausées; pas d'ictère tégumentaire. Pas de fièvre (le pouls était même plutôt légèrement ralenti). Aucun phénomène de phlegmasie aiguë. Il était impossible de songer à un empoisonnement.

Notre première observation nous revint alors en mémoire, et nous interrogeâmes notre malade dans ce sens : ici aucun antécédent lithiasique, ni personnel ni héréditaire. M. B... nous apprend avec une certaine satisfaction que c'est la première fois qu'il requiert les ressources de l'art : il s'est toujours très bien porté.

Cette crise était donc la première manifestation de la cholélithiase, si toutefois cholelithiase il y avait. Faute d'une étiologie différente, et aussi à cause de l'analogie que nous retrouvions avec le cas de M. M... (obs. I), nous inclinions fortement vers ce diagnostic.

Bref, nous pratiquâmes immédiatement en deux fois une injection hypodermique de 2 centigrammes de chlorhydrate de] morphine. Ces douleurs si atroces diminuèrent assez rapidement et d'une façon notable.

Le lendemain, le calme complètement revenu, nous fîmes l'examen minutieux des urines. Celles-ci de coloration assez foncée renfermaient, à ne pas s'y méprendre, du pigment biliaire, en petite quantité, il est vrai, mais manifestement décélé par la teinte verte caractéristique.

Cet ictère urinaire dura quatre jours et disparut, sans que la peau et les muqueuses eussent revêtu la moindre coloration subictérique.

Nous ajouterons que pendant près d'un mois, on rechercha scrupuleusement, nous croyons, à l'aide d'un tamis, mais sans résultat aucun, la présence de calculs ou de graviers biliaires dans les fèces.

Immédiatement après cette crise, nous instituâmes pour ce malade un régime alimentaire spécial et le traitement par les alcalins. Neanmoins quatre mois après, il était pris d'un second accès douloureux, exactement semblable au premier, avec urines bilieuses, mais toujours sans teinte jaune et de la peau et des muqueuses Cette fois encore, la douleur localisée à l'épigastre céda à une injection sous-cutanée de chlorhydrate de morphine.

Elle avait duré quatre heures.

Ce sont les deux seuls accès que nous ayons constatés chez ce malade, qui a fait de l'eau de Vichy soit naturelle, soit artificielle sa boisson de chaque jour. Il est vrai de dire que nous n'avons pu le suivre que pendant quelques mois, ayant quitté ces îles pour rentrer en France à la fin de l'année 1879.

A-t-il eu par la suite des attaques de colique hépatique vraie? Nous l'ignorons absolument. Mais au cas où il n'en aurait pas eu, ne pourrait-on pas admettre que le traitement hâtif, à lui imposé, s'il n'a pas été capable d'enrayer de suite la lithiase et de s'opposer à l'apparition du second accès, a pu du moins empêcher le développement d'accès subséquents?

Ce second cas, moins net, moins précis et surtout moins complet que le premier (aussi le plaçons-nous en seconde ligne) ne nous en a pas semblé moins intéressant, précisément à cause de cette influence possible et même probable de la thérapeutique alcaline, si active dans ces cas, comme chacun le sait.

Nous nous réservons du reste de revenir sur ce point

dans les quelques lignes que nous consacrerons au traitement, à la fin de ce travail.

A ces deux faits, tirés de notre observation personnelle, nous en joindrons un troisième, extrait de l'excellent ouvrage du Dr Sénac (de Vichy), le seul auteur, avons-nous dit, qui ait réservé plusieurs pages de son livre à la description détaillée des prodrômes de la colique hépatique.

Voici le résumé de cette observation, que M. Sénac considère lui-même comme un type de gastralgie prodromale :

OBSERVATION III (Résumé) (1)

Madame X... 42 ans, femme de confiance dans une grande maison, est manifestement rhumatisante par hérédité. Depuis plusieurs années, elle digérait assez lentement, quand l'année dernière il est survenu des *crampes d'estomac* qui se répétaient toutes les quatre ou cinq semaines. Les urines excrétées *pendant* les crampes étaient claires comme de l'eau de tilleul, dit la malade, mais après la crise elles devenaient beaucoup plus foncées que d'habitude.

Il y a environ six mois, première crise violente de coliques hépatiques, qui dura deux jours, s'acompagnant de vomissements de bile, et d'ictère : celui-ci débuta le soir du premier jour et persista pendant plus d'un septenaire.....

Ce troisième cas, à notre avis, doit être considéré comme tout aussi concluant que nos deux premiers. Malheureusement, et c'est là le point faible de cette observation, l'analyse exacte de l'urine n'a pas été pratiquée. On s'est contenté (peut-être même est-ce la malade seule qui s'en est aperçue) de constater de visu la coloration foncée de l'urine après les crampes d'estomac, quand elle avait été très claire pendant la crise.

1. C'est l'observation I du livre de M. Sénac sur *Le traitement des coliques hépatiques*. Edit. de 1870, page 10.

Il est certain qu'un examen aussi superficiel n'est pas
suffisant : néanmoins, après ce que nous avons déjà dit de
l'ictère urinaire, il nous est bien permis d'admettre que
dans ce cas encore, si le pigment biliaire avait été clinique-
ment recherché, il aurait été trouvé à coup sûr.

Dans un récent article de journal (1), le Dr Cornillon
(de Vichy) dans un chapitre qu'il intitule : *De la dyspepsie
douloureuse qui précède l'apparition des coliques hépatiques*, produit cinq observations de troubles douloureux de
l'estomac, ayant précédé de très longtemps (20 ans) l'apparition de la colique hépatique vraie. Ces observations ne
nous paraissent pas assez précises pour être rapportées ici.
D'ailleurs elle ne rentreraient qu'indirectement dans notre
sujet, et ce qui les condamne à notre point de vue, c'est
qu'il n'est fait mention ni de l'examen superficiel, ni de
l'analyse exacte des urines.

C'est là en effet, à notre avis, le côté important de la
question. Personne n'ignore que les individus atteints de
coliques hépatiques ont eu très souvent auparavant des
troubles divers de l'estomac. Mais ce que nous voudrions
prouver par ce travail, c'est que les accès de gastralgie ou
autres sont bien réellement les premières manifestations de
la lithiase bilaire et anoncent dans un temps plus ou moins
éloigné l'apparition d'une colique hépatique vraie que le
médecin doit soupçonner et prédire.

Or, notre diagnostic ne s'appuyant que sur l'ictère urinaire, on comprend toute l'importance que nous attachons
à l'examen complet de l'urine.

1. *Progrès médical*, — Année 1879, n° 9, page 158.

§ 2. — *Phénomènes entéralgiques*

Si la gastralgie prodromique de la colique hépatique est un fait avéré, tant est grande sa fréquence, les accès de douleurs intestinales, se produisant dans les mêmes conditions, se rencontrent beaucoup plus rarement, il est vrai, mais n'en existent pas moins.

Pourquoi cette localisation entéralgique? Nous avouons que malgré nos recherches, cette question est restée pour nous sans solution aucune.

Dans les premières lignes de ce travail, nous parlions d'un fait observé dernièrement par nous chez un de nos amis, et qui a été le point de départ de nos récentes études sur les premiers symptômes de la lithiase biliaire.

Voici le fait :

OBSERVATION IV (Personnelle).

M. X..., 27 ans, étudiant en médecine ; père dyspeptique depuis vingt ans ; mère atteinte autrefois de coliques hépatiques qui ont cédé à plusieurs saisons à Vichy.

Lui-même a toujours été d'une excellente santé ; de forte corpulence, surtout pour son âge, faisant peu d'exercice, et surtout gros mangeur, M. X..., fut pris, en pleine santé, pendant une nuit de mars 1880, d'un accès de douleur abdominale des plus violentes. Couché depuis une demi-heure à peine, il fut réveillé subitement vers minuit par cette douleur, qui devint rapidement atroce, arrachant des gémissements et des cris au malade, le forçant à se rouler sur son lit et même sur le sol.

S'il essayait de faire quelques pas dans la chambre, il se traînait

plié en deux, mais penché vers le côté *gauche*, dont il paraissait souf-
frir principalement.

C'est en effet d'un point situé au-dessous des fausses côtes *gauches*
que partaient les irradiations douloureuses qui se faisaient dans tout
l'abdomen.

Ce point, peut-être un peu sensible à la pression, ne correspondait
certainement pas à l'estomac, qu'il aurait fallu alors admettre énormément distendu.

Ces douleurs, après cinq ou six heures de durée, disparurent vers
le matin, après s'être accompagnées par instant de nausées mais non
de vomissements; pas de diarrhée. Pendant tout le paroxysme de
l'accès, le testicule gauche était remonté vers l'anneau inguinal.

Le lendemain, après un sommeil de plomb, M. X., ne souffrant
plus, et voulant poser un diagnostic sur sa crise de la nuit, songea entre autres choses à la colique hépatique. Mais le point maximum de la
douleur et l'absence totale de teinte subictérique lui firent promptement
rejeter cette hypothèse.

Il s'arrêta plus longtemps à l'idée d'une colique néphrétique : le
siège de la douleur, et surtout la rétraction du testicule, considérée par
certains auteurs comme pathognomonique (1), l'engageaient, il est vrai,
beaucoup dans cette voie.

Les urines, légèrement plus foncées que de coutume, mais plutôt
brunes que rouges, furent examinées le jour même, mais surtout, je
crois même exclusivement, au point de vue de l'urée, de l'acide urique et des urates.

Le résultat de l'analyse fut à peu près négatif.

Notre ami avait presque oublié cette crise, qui avait cependant été
si douloureuse, quand six mois après, à la fin d'août 1880, se trou-

1. Dans un accès franc de colique hépatique des plus intenses,
chez un autre malade, nous avons également retrouvé, mais à droite,
cette rétraction du testicule, qui était absolument collé à l'anneau inguinal. Même observation chez un saturnin en proie à une colique de
plomb très violente.

vant aux bains de mer, il fut pris une nuit d'un accès en tous points semblable au premier.

En septembre, deux matins de suite, entre cinq et six heures, petits accès d'une heure ou deux de durée.

En octobre, un grand accès, qui dura plus longtemps, de midi et demi à six heures du soir.

Vers le milieu de novembre de la même année, revenu à Paris, il eut une sixième attaque, encore plus douloureuse que les premières, et qui se prolongea pendant plusieurs jours avec quelques intermittences.

Quand nous le vîmes après cette crise, nous lui fîmes part de ce que nous avions déjà observé et de nos idées au sujet du pigment biliaire. Immédiatement, il voulut analyser ses urines avec nous. Nous les trai-tâmes par le réactif de Gmelin : pas d'ictère urinaire, mais nous devons dire que les urines étaient claires et limpides, et que la crise douloureuse était terminée depuis plus de huit jours.

M. X... tout en ayant paru accepter nos opinions sur le moment, n'y songea plus, nous le croyons, au bout de quelque temps. Du reste, sa santé ne fut pas de nouveau troublée de tout l'hiver : signalons cependant quelques digestions un peu pénibles de loin en loin.

Le 2 mai dernier, après une nuit très fatigante, passée à veiller un malade, il est pris d'un nouvel accès : comme toujours, les douleurs, atroces par instants, avaient leur maximum dans la région inférieure gauche de l'abdomen, et s'irradiaient moins intenses du côté droit. Pas de vomissements, pas de diarrhée.

Un de nos maîtres les plus éminents, qui vit M. X... à ce moment, songea à de la gastro-entéralgie de nature probablement arthritique.

Les douleurs duraient depuis plusieurs jours, quand nous arrivâmes près de notre ami qui était resté à l'hôpital, où il est interne. Nous lui fîmes constater dans une glace la teinte subictérique de ses conjonctives : il nous affirma que le matin même cette coloration n'existait pas. Mais quand nous lui montrâmes ses urines légèrement brunâtres, et surtout quand devant lui, à l'aide de l'acide nitrique nitreux, nous produisîmes le jeu de couleurs dû aux oxydations successives du pigment biliaire, il voulut bien se rendre à la réalité.

Le lendemain, 6 mai ; l'ictère cutané était formidable, jaune brun ;
les urines étaient couleur marc de café, à reflets verdâtres, les selles ar-
gileuses, absolument décolorées. Disons de suite que cet ictère si intense dura près de trois semaines, jusque dans les premiers jours de
juin, époque à laquelle notre ami partit pour Vichy. Il en est revenu
ces jours derniers dans un excellent état de santé.

Pendant son ictère, les douleurs reparurent à plusieurs reprises,
toujours à gauche, s'irradiant à droite, et cette fois dans les lombes et
même dans le dos.

L'existence de la colique hépatique ne fut mise en suspicion par
personne : plusieurs professeurs de la Faculté, plusieurs médecins de
Vichy l'acceptèrent sans aucun doute (1).

Cette observation est trop concluante par elle-même
pour que nous nous efforcions d'en faire ressortir les ensei-
gnements par une longue dissertation. Cependant, peut-
être pourrait-on supposer que dans le cas de notre ami,
nous ne nous sommes pas trouvé en présence de douleurs
entéralgiques.

Mais d'abord, la douleur ne siégeait pas dans la *paroi
abdominale* ; elle était manifestement plus profonde. Est-ce
l'*estomac* qui était en cause ? Nous l'avons dit plus haut,
il eût fallu que ce viscère fût l'objet d'une dilatation extrême
et permanente (ce qui n'existait pas) pour déterminer de la
douleur au point où nous la constations. Était-ce la *rate* ?
Cet organe, que nous trouvions dans l'hypochondre gauche,
n'était ni hypertrophié, ni douloureux à la percussion ou

---

1. Ce point douloureux au-dessous des fausses côtes gauches dans
la colique hépatique, contesté par M. Sénac, est admis par d'autres
médecins de Vichy, MM. Durand-Fardel, Willemin, Cornillon... etc,
(*Progrès médical*, année 1880, n° 32, page 642) qui en ont observé
des exemples rapportés dans leurs ouvrages.

au palper. Devait-on songer au *rein gauche*? On l'a fait, mais sans s'y arrêter. D'ailleurs, si au commencement, il y avait lieu de penser à la lithiase urinaire, il devenait évident dans le dernier accès (2 mai) qu'une colique néphrétique ne se jugeait pas par un ictère aussi intense que celui auquel nous avions assisté. Reste le *foie* lui-même : or une hypertrophie énorme du lobe gauche eût été seule capable de produire ces douleurs, et c'est à peine si ce viscère était augmenté de volume. Ajoutons qu'on n'avait pas omis au début de rechercher si par hasard il n'existait pas une transposition d'organes.

Nous croyons donc avoir eu affaire, dans le cas précédent, à des douleurs intestinales, à de l'*entéralgie* : ce symptôme, bien que rare, est en effet admis par certains auteurs qui en rapportent des observations : mais celles-ci sont moins évidentes que la nôtre et ont trait en général à des entéralgies secondaires à des gastralgies. Chez notre ami, au contraire, la douleur paraît avoir siégé exclusivement dans l'intestin, puisque l'estomac et, chose bizarre, le foie lui même semblent avoir été indolores non-seulement avant, mais pendant l'accès de coliques hépatiques.

§ 3. — *Prodrômes hépatalgiques.*

Ces prodrômes, plus fréquents que les douleurs entéralgiques, se rencontrent moins souvent cependant que la gastralgie ; ils ont été surtout indiqués par Fauconneau-Dufresne et après lui par M. Willemin.

De cette rareté relative et surprenante, puisque dans la

lithiase biliaire les premiers phénomènes douloureux devraient se manifester au niveau du foie, M. Sénac donne une explication qui nous paraît rationnelle, quand il dit : « Dans le nombre des individus considérés comme présentant seulement des prodrômes gastriques, quelques-uns sans doute ont éprouvé des symptômes hépatiques, auxquels ils n'ont attaché que peu d'importance, étant donnée l'intensité des douleurs gastriques. »

Il est certain que bien des malades, surtout au moment de l'accès, doivent confondre les deux ordres de douleurs, dont il est du reste assez difficile de limiter exactement le siège précis.

D'une manière générale, les douleurs hépatiques sont moins aiguës que celles de la gastralgie.

Occupant l'hypochondre droit, ou parfois l'hypochondre et l'épigastre à la fois, elles sont ordinairement sourdes ; mais elles peuvent aussi se reproduire par accès dont la violence va en augmentant jusqu'à constituer un jour une véritable colique hépatique avec ictère consécutif.

D'autres fois, ce n'est pas l'ictère qui accompagne ces crises hépatalgiques, mais ce sont des congestions fréquentes, répétées, avec accidents fébriles et intermittents, sur lesquels M. le professeur Charcot et un de ses élèves, le Dr Magnin, ont attiré l'attention (1).

Quoi qu'il en soit, les douleurs prodromiques vagues de la colique hépatique, exclusivement limitées au foie, sont assez rares. Presque toujours, elles accompagnent les souffrances de la gastralgie qu'elles augmentent. Quelquefois,

1. Charcot, *Leçons sur les maladies du foie*, 1877 ; J. Magnin, Thèse de Paris, 1869.

elles leur succèdent ; plus rarement encore, elles les précèdent.

On leur a assigné comme cause la présence de graviers
biliaires contenus dans les canaux intra-hépatiques.

C'est là une pure hypothèse, à laquelle cependant la
concomitance de l'ictère et des congestions doit procurer
une certaine considération.

Sur ces prodrômes purement hépatiques, nous n'avons
pas à citer d'observation personnelle aussi intéressante que
sur les prodrômes gastralgiques. Il en est une cependant
qui mérite, à notre avis, d'être signalée.

OBSERVATION V (personnelle).

Le sieur X..., maître d'équipage à bord de la goëlette « *la Cana-
dienne* », en station aux îles Saint-Pierre et Miquelon, est un homme
de 45 ans qui a longtemps séjourné dans les colonies équatoriales,
Sénégal, Antilles, Cayenne. D'habitudes sobres, cet homme ne nous
paraît pas alcoolique.

C'est dans le courant de février 1879 qu'il vient nous consulter à
Saint-Pierre. Il nous raconte qu'il y a dix ans, embarqué comme second
maître sur une canonnière en service sur le fleuve Sénégal, il fut
soigné pour une *congestion du foie (?)* mais que son renvoi en
France à cette époque fit disparaître, pour le moment, tout phénomène
morbide relatif à ce viscère. Il nous affirme n'avoir jamais eu de fièvre
intermittente.

Cinq ans après (il y a donc environ cinq ans), il ressentit de nouvelles douleurs dans la région hépatique. Ces douleurs, qui n'ont
jamais revêtu un caractère d'acuité bien manifeste, étaient plutôt cons-
tituées par une gêne, une pesanteur dans l'hypochondre droit. Tout
d'abord on a songé à sa congestion d'autrefois, et on l'aurait alors,
paraît-il, traité par le sulfate de quinine. De temps en temps, en effet,

ces douleurs hépatiques s'accompagnaient de légers accès de fièvre ; mais il ne semble pas que ce médicament ait eu une bien grande influence sur la durée et la réapparition de ces accidents febriles.

Bref, depuis cinq ans le sieur X... est en but à ces phénomènes insolites du côté du foie, phénomènes qui reviennent à des intervalles plus ou moins éloignés, coïncidant parfois le soir avec des frissons, des sueurs et une élévation de température assez marquée.

Chez ce malade le foie n'est pas très volumineux : c'est à peine s'il déborde les fausses côtes droites. La palpation et la percussion de ce viscère est un peu sensible, mais n'est pas douloureuse. La rate n'est pas hypertrophiée. Les fonctions gastro-intestinales et rénales se font bien. Pas d'affection cardiaque.

Fort indécis sur le diagnostic, nous songeâmes un instant à la cholélithiase ; mais ayant de nouveau interrogé notre malade, il nous affirma n'avoir jamais eu d'ictère ni de crises douloureuses très vives qui pussent rappeler une colique hépatique.

Nous regrettons fort aujourd'hui de n'avoir pas pensé à cette époque à interroger l'urine de ce malade et à y rechercher la présence possible du pigment biliaire.

Aujourd'hui en effet, nous serions fort disposé à admettre que nous nous sommes trouvé là en présence de phénomènes d'hépatalgie calculeuse, accompagnés d'accès fébriles. Cet homme n'était ni alcoolique ni syphilitique ; en outre une congestion chronique du foie eût amené depuis dix ans des complications cardiaques graves, comme celles que nous avons pu constater chez le Dr Sérez, médecin de première classe, de regrettée mémoire. Ce dernier après un long séjour au Sénégal, fut envoyé avec nous à Terre-Neuve en septembre 1877 : il était atteint d'une hypertrophie paludéenne du foie des plus considérables. Bientôt il fut pris de phénomènes cardio-pulmonaires très inquiétants, auxquels d'ailleurs il ne tarda pas à succomber.

§ 4. — *Prodrômes névralgiques divers.*

Jusqu'à présent, nous n'avons envisagé que les crises douloureuses ayant un viscère pour siège; l'estomac, l'intestin, le foie nous ont successivement montré leurs accès de gastralgie, d'entéralgie, d'hépatalgie précédant l'attaque de colique hépatique. Mais, chose bien curieuse, ce ne sont pas seulement ces organes, si voisins des voies biliaires, et qui leur sont si intimement liés, qui peuvent être affectés de ces souffrances atroces et parfois intolérables que nous venons d'étudier.

Dans certains cas, on voit les prodrômes douloureux de la colique hépatique se produire en un point, fort éloigné du foie, dans une région qui ne possède aucune connexion nerveuse directe avec ce viscère, sauf par l'intermédiaire de la moelle.

Ces *névralgies*, comme les appellent les malades, ne semblent, au premier abord, avoir nul rapport avec la lithiase biliaire, qui ne s'est jusqu'alors manifestée par aucun phénomène caractéristique, et dont la plupart du temps on ne soupçonne même pas l'existence.

Puis, un jour, un de ces accès de névralgie est suivi d'ictère ; la colique hépatique éclate, et alors seulement, on est naturellement amené à supposer une certaine relation entre la cholélithiase et ces crises douloureuses qui de loin en loin se répétaient autrefois dans la tête, le bras, l'épaule,... etc.

Ces manifestations névralgiques à distance ne peuvent être mises sur le compte de l'innervation commune de viscères synergiques, tels que le foie, l'estomac, l'intestin... Tout au plus, dans ces cas, pourrait-on songer à une action réflexe bien inexplicable, du moins pour quelques unes.

Parmi ces névralgies il en est une qui accompagne très souvent la colique hépatique, mais que l'on voit quelquefois précéder de fort longtemps l'éclosion du premier accès. De même que les malades, affectés d'angine de poitrine, éprouvent au moment de l'attaque, et même avant celle-ci, des irradiations douloureuses dans le bras gauche et l'auriculaire de la main correspondante, de même les individus, en puissance de lithiase biliaire ressentent, en certains cas, des douleurs qui partant de l'épaule droite semblent suivre le trajet du nerf cubital en se propageant jusqu'au petit doigt de la main droite.

Ces irradiations dans le bras droit sont, pour ainsi dire, classiques, connues de tous : aussi n'y insistons-nous pas davantage. Mais il est d'autres accidents névralgiformes. beaucoup plus rares, à localisations tout à fait anormales et bizarres, dont nous tenons à rapporter ici quelques exemples.

Dans l'ouvrage de M. Sénac (1), nous trouvons une de ces observations qui nous a paru des plus intéressantes et dont nous allons donner le résumé.

1. *Du traitement des coliques hépatiques.* Edition de 1870, page 97.

Observation VI (Sénac)

Madame A..., âgée de 56 ans, appartient à une famille de rhumatisants. Elle-même a eu des douleurs articulaires à plusieurs reprises; les articulations phalangiennes des doigts et des orteils sont déformées et manifestement goutteuses.

Depuis deux ans, elle est sujette à des crises douloureuses de deux ordres différents et que la malade distingue très nettement. Les unes partent des reins pour gagner le bas-ventre ; à la suite de ces accidents les urines deviennent *sableuses*, dit la malade, et il semble qu'on ait pilé de la brique au fond de son vase. Les autres douleurs retentissent surtout dans la partie *gauche* du dos ; leur siège principal est situé au niveau de l'omoplate du côté *gauche*. Etant donné l'état rhumatisant de la malade, ces douleurs ont été prises et soignées longtemps comme des accidents rhumatismaux. Mais depuis quelques mois, après ces crises, il est survenu de l'ictère à différentes reprises ; en même temps, les urines prenaient une coloration rouge brun, mais le dépôt qu'elles laissaient au fond du vase ne ressemblait aucunement à celui des autres crises.

La dernière crise *scapulaire* (il y a huit semaines) a été suivie d'un ictère intense surtout aux sclérotiques, et qui persiste encore au moment de l'arrivée de la malade à Vichy.

Le foie, qui n'est pas douloureux, déborde les fausses côtes d'un travers de doigt. Les digestions se font bien ; il y a seulement de la constipation habituelle.

M. Sénac ajoute dans son observation que pendant son séjour à Vichy, cette année et l'année suivante, madame A... eut en sa présence plusieurs crises de douleurs scapulaires très violentes, toutes suivies d'ictère intense de la peau et des muqueuses, et d'urines ictériques.

Voici donc une malade atteinte de gravelle urinaire,

sujette à des coliques néphrétiques évidentes, et de plus
rhumatisante et goutteuse : plusieurs fois elle est prise
de douleurs extrêmement violentes dans l'épaule gauche
qu'on regarde longtemps comme des accidents rhumatismaux. A un moment donné, ces crises douloureuses s'accompagnent d'ictère cutané et urinaire, et il en est de
même chaque fois qu'elles se renouvellent.

Malgré cette localisation singulière de la douleur, n'a-t-
on pas toute raison d'admettre que ces accès étaient des
manifestations initiales de la lithiase biliaire qui, un
jour, s'est dévoilée par l'apparition de l'ictère ? Seulement,
pourquoi ici la colique hépatique a-t-elle conservé sa douleur exclusivement limitée à l'épaule gauche ?

Tout dernièrement, nous entendions M. le professeur
Potain signaler, dans son service, un cas au moins aussi
extraordinaire (1).

Il s'agissait d'une femme, ayant de temps en temps des
accès extrêmement douloureux occupant toute une moitié
de la tête. Pendant longtemps, on crut à des névralgies,
mais au bout de quelques mois, ces crises furent suivies
chaque fois d'ictère assez marqué. Nous croyons même
nous rappeler avoir entendu dire par M. Potain que cette
malade, qui avait ses *coliques hépatiques dans la tête,*
avait rendu dans les selles plusieurs calculs biliaires.

1. Communication orale, mai 1881.

CHAPITRE II

Aux symptômes douloureux que peuvent présenter l'estomac, l'intestin, le foie, s'ajoutent parfois des troubles dans
les fonctions de ces organes.

Pour l'estomac, c'est la dyspepsie, pour l'intestin, c'est
la diarrhée ; pour le foie ce sont les congestions répétées et
l'hypertrophie qui en est la suite, les ictères, etc.

Dyspepsie. — Au moment et dans l'intervalle des accès
de gastralgie, que nous avons décrits, les troubles de la
digestion peuvent se manifester plus ou moins intenses.
Bien que la lithiase biliaire soit placée sous la dépendance directe de l'arthritisme, il est bien rare que la dyspepsie prodrômale de la colique hépatique ressemble à la
dyspepsie arthritique. La flatulence s'y rencontre à un
moindre degré ; les vomissements sont un peu moins rares ;
enfin, la teinte subictérique, lorsqu'elle existe, sépare ces
deux espèces de troubles stomacaux. Cependant, on voit
parfois la véritable dyspepsie arthritique précéder l'invasion
des coliques. Il peut se faire alors que l'affection gastrique
disparaisse au moment de l'apparition des désordres hépatiques. Mais, même lorsqu'il n'en est pas ainsi, l'invasion
des coliques hépatiques se fait toujours brusquement, et
n'est plus annoncée par les phénomènes dyspeptiques ordi-

naires. Chez certains malades, les prodrômes peuvent disparaître pendant quelque temps pour reparaître ensuite et aboutir à des coliques hépatiques. Souvent aussi, les symptômes gastriques ne se renouvellent pas, et après un état de santé plus ou moins long il se produit brusquement une attaque hépatique.

Dans une autre forme prodromale, il survient de temps à autre des accidents d'indigestion, sans cause appréciable ; puis, un jour, la prétendue indigestion revêt la forme d'une véritable crise de colique hépatique.

Diarrhée. — Souvent, le matin au réveil, un individu, en excellente santé la veille, est pris subitement de douleurs abdominales très aiguës : il avait fait le soir précédent un repas plus copieux que d'habitude ou bien avait été exposé dans la journée à un travail très fatigant. Il a dormi toute la nuit d'un sommeil pesant, mais réveillé tout à coup par la violence de la douleur, il n'a que le temps de satisfaire immédiatement à un impérieux besoin de défécation. Ces selles sont très liquides, verdâtres ; elles provoquent en passant à l'anus une sensation de brûlure très cuisante, mais sans durée. Le segment inférieur du rectum étant vidé, tout rentre dans l'ordre jusqu'à ce qu'un nouvel écart de régime ou une nouvelle fatigue vienne encore déterminer un accès diarrhéique analogue.

Notre ami, objet de l'observation IV, nous a raconté avoir assez fréquemment présenté ce phénomène, alors que chez lui on ne soupçonnait pas encore la lithiase biliaire. Tout dernièrement nous entendions le Dr Hutinel insister sur cette diarrhée bilieuse qui, selon lui, serait un symptôme prodromique dont il faudrait tenir grand compte.

Congestions hépatiques et ictère. — Quant aux congestions hépatiques et à l'ictère, ces deux ordres de symptômes appartiennent plutôt à la colique hépatique confirmée qu'à la période prodromale qui nous a occupé jusqu'ici. Rappelons cependant que le malade de notre observation VI présentait depuis longtemps de la congestion hépatique qui aurait même fait songer un instant à l'impaludisme.

Chez certains individus, M. Sénac a pu constater cette tuméfaction du foie, bien que les prodrômes eussent été jusque là exclusivement gastriques. Le bord inférieur de cette glande dépasse alors rarement le rebord des fausses côtes de plus de un à deux travers de doigt ; la pression y détermine une légère douleur. C'est dans ces cas que souvent on remarque ce subictère, pour ainsi dire, permanent de la conjonctive et des côtés du nez, surtout lorsqu'il y a de temps en temps des vomissements (1).

Nous avons fini l'exposé succinct des prodrômes douloureux et fonctionnels qui précèdent le plus habituellement le premier accès franc de colique hépatique. Au début de ce travail, nous insistions sur leur extrême fréquence ; nous ne pouvons mieux faire, croyons-nous, que de reproduire, avant de terminer, le tableau de statistique de l'excellent ouvrage dans lequel nous avons déjà largement puisé (2).

Sur 100 de ses observations prises parmi les plus détaillées et compulsées avec soin dans le but de rechercher

1. *Loco citato*, page 7.
2. *Loco citato*, page 8.

la fréquence des diverses formes prodromales, M. Sénac a rencontré celles-ci 78 fois. Voici du reste le résultat du dépouillement de ses observations, dans lesquelles il a conservé les expressions et les termes employés par les malades eux-mêmes, lorsqu'il n'a pu s'assurer de la nature exacte des accidents :

Crampes d'estomac 26) ensemble	46
Gastralgies. . . . 20)	
Dyspepsies	19
Douleurs dans la région épigastrique et le dos	3
Douleurs à l'estomac et au foie	3
Douleurs hépatiques	7
Début brusque de l'affection par une colique hépatique	15
Faits où l'existence ou l'absence de prodrômes n'est pas signalée	7
	100

CHAPITRE III

Nous croirions être incomplet dans notre exposé des prodrômes de la lithiase biliaire, si nous ne faisions mention de différents phénomènes, qui pour n'avoir pas le caractère spécial de crises aiguës comme les précédents, n'en sont pas moins parfois constatés avant la colique hépatique.

D'ordre purement matériel, ces phénomènes ne rentrent en effet dans la classe ni des prodrômes douloureux ni des prodrômes fonctionnels, et n'ont donc pu trouver place dans la description de ces derniers. Ils sont, à notre avis, beaucoup moins intéressants que les autres, car ils n'offrent aucune difficulté de diagnostic comme les faits cliniques que nous avons développés. Cependant, ils aident, il faut l'avouer, à constater l'existence de la lithiase avant l'apparition de la colique, et par suite, ils doivent figurer dans ce travail.

§ 1. — *Présence de calculs dans la vésicule.*

J. L. Petit, le premier, a indiqué que, dans certains cas, chez les sujets maigres surtout, on peut percevoir par le toucher la présence de pierres dans la vésicule, et même, à la palpation, « sentir un craquement ou entendre un bruit semblable à celui que feraient des noisettes renfermées dans un sac. »

Parmi les médecins de Vichy, qui voient chaque année un nombre si considérable de calculeux hépatiques, M. Durand-Fardel, par exemple, déclare que, malgré une recherche attentive, il n'a jamais rencontré ce phénomène ; M. Willemin ne l'a constaté qu'une fois ; c'était un bruit de collision, un bruissement plus perceptible au doigt qu'à l'oreille, qu'on produisait sous les premières côtes au niveau d'une petite tumeur. M. Sénac ne l'a jamais observé : c'est à peine, dit-il, si l'on peut par la palpation et la percussion distinguer la position de la vésicule, à moins qu'elle ne soit très distendue. Bien qu'il l'ait recherchée avec grand soin, et dans des cas où la nature calculeuse de l'affection n'était pas douteuse, il n'a jamais pu sentir la collision des calculs hépatiques entr'eux.

Frérichs rapporte que chez une malade, à l'autopsie de laquelle il trouva un grand nombre de cholélithes dans la vésicule, il avait perçu pendant la vie cet organe dans la scissure du foie sous forme d'un corps très dur ovale et mobile.

Martin-Solon a publié l'observation d'un de ses malades de l'Hôtel-Dieu, chez lequel il avait nettement senti la crépitation au niveau de la vésicule biliaire, en même temps qu'existait une tumeur manifeste. Or, après l'administration du remède de Durande, des calculs furent évacués avec les selles, et ces signes physiques disparurent.

Enfin Cruveilhier a observé une malade, qui s'était présentée plusieurs fois dans son service à la Salpêtrière avec des douleurs hépatiques ; la main appliquée au niveau de la vésicule biliaire sentait le froissement de calculs, et au bout d'un certain temps, la malade rendait des concrétions avec les selles.

Trousseau a constaté deux fois la crépitation manifeste des calculs biliaires dans la vésicule à travers les parois de l'abdomen.

Pour être rare, ce signe n'en existe donc pas moins et a par conséquent son importance. Les auteurs de l'article du *Dictionnaire encyclopédique* défendent des railleries de Gaultier de Claubry la proposition de Lisfranc, qui voulait qu'on explorât la région de la vésicule à l'aide du stéthoscope. « Pour notre part, ajoutent-ils, nous ne considérerions pas comme complet l'examen d'un malade chez lequel on aurait omis d'appliquer le stéthoscope au niveau de la vésicule, en même temps qu'on malaxe la région dans le but de provoquer le bruit de collision (1).

§ 2. — *Dilatation de la vésicule.*

M. Willemin, dans son livre (2), signale ce phénomène auquel il semble accorder une certaine importance. Il considère la dilatation de la vésicule biliaire comme un signe précurseur, comme un véritable prodrôme des coliques hépatiques et non comme une conséquence de la crise.

N'ayant aucune expérience personnelle sur ce point, et n'ayant rien trouvé de semblable dans d'autres auteurs,

1. *Dict. Encyclopéd.* Art. *Voies biliaires de Barth et Besnier,* page 410.

2. Willemin. *Des coliques et de leur traitement par les eaux de Vichy :* observations XXIX à XXXII.

nous nous contentons de citer cette opinion sans nous y arrêter.

§ 3. — *Présence de calculs dans les selles.*

Ces faits sont bien rares avant tout accès de colique hépatique, bien qu'ils aient déjà été signalés. Comment en effet supposer qu'un calcul ait pu franchir et parcourir les voies biliaires sans arrêter momentanément le cours de la bile et sans déterminer de douleur, alors qu'un gravier parfois petit produit des souffrances si atroces.

Ce n'est guère avant la colique hépatique, au début de la lithiase, qu'on peut trouver dans les selles des calculs arrivés là sans avoir provoqué de crises douloureuses. C'est plutôt chez les vieux calculeux, dont les voies biliaires se sont peu à peu dilatées, qu'on rencontre ce phénomène.

CHAPITRE IV

Dans les quelques observations personnelles publiées dans ce travail, comme dans plusieurs autres que nous avons trouvées relatées dans les auteurs, mais que nous avons jugé inutile de rapporter ici, un fait capital, d'après nous, s'est toujours reproduit avec une constance digne de fixer l'attention. Nous voulons parler des modifications de l'urine, devenant toujours plus ou moins ictérique à la suite des symptômes que nous avons étudiés.

Plus haut (obs. I), nous avons raconté comment nous avions été amené à analyser les urines de M. M... Leur coloration, légèrement brunâtre, succédant à leur limpidité de la veille, et jointe à ce miroitement vert bien manifeste, surtout aux bords du vase, nous avait énormément frappé. A première vue, nous fûmes convaincu que ces urines devaient incontestablement renfermer de la bile. L'expérience nous démontra que nous ne nous trompions pas, pas plus dans le premier cas que dans ceux qui suivirent.

Quels sont en effet les caractères physiques et chimiques de l'urine ictérique, c'est-à-dire contenant les éléments de la bile et en particulier les matières colorantes de cette humeur?

Ce qui frappa tout d'abord, c'est le *changement de coloration*. Au lieu d'avoir la teinte jaune ambrée normale, l'urine bilieuse est de couleur plus ou moins foncée, rougeâtre, brunâtre, quelquefois même verdâtre. Si on la secoue légèrement dans le vase qui la contient, on observe une sorte de reflet métallique et vert qui est surtout bien apparent sur les parois, au point que le liquide vient de quitter.

C'est aux matières colorantes de la bile qu'est dû cet aspect caractéristique. Selon qu'elles sont plus ou moins abondantes, la teinte peut varier du rouge acajou au brun et même au brun noirâtre. Ces urines moussent facilement quand on les agite. Si quelques gouttes viennent à tomber sur un linge blanc, ce qui arrive fréquemment sur la chemise du malade lorsqu'il vient d'uriner, ce linge est immédiatement taché en jaune plus ou moins foncé.

Leur *quantité* ne varie pas dans des proportions très notables, à moins qu'il n'existe de la fièvre, ce qui, comme on le sait, est l'exception.

Leur *réaction* est le plus souvent acide, mais devient assez rapidement alcaline, lorsqu'elles sont abandonnées pendant quelque temps; sous l'influence de cette fermentation ammoniacale, elles prennent presque toujours une teinte verdâtre.

L'urée augmente le plus souvent (Brouardel, Bouchardat).

Quant aux *chlorures*, ils semblent être en rapport avec la quantité d'urine et suivre les mêmes variations que l'urée; c'est le contraire pour l'*acide urique* (Straus).

La présence de l'*albumine* et du *sucre* est très rare (Wickham Legg).

L'analyse d'une urine ictérique se fait par différentes méthodes; d'ailleurs, elle peut avoir pour but la recherche soit des matières colorantes, soit des sels biliaires, soit de l'acide taurocholique : dans nos cas c'est sur le pigment seul qu'ont porté nos expériences.

Pour découvrir dans l'urine les matières colorantes de la bile, plusieurs procédés sont en usage :

1° *Procédé de Gmélin et Tiedmann.* — C'est le plus employé et le plus fidèle. Aussi est-ce à lui que nous avons donné la préférence. On commence par remplir aux 2/3 un verre à expérience de l'urine à essayer ; puis on verse lentement le long des parois du vase de l'acide nitrique légèrement nitreux. L'acide se rassemble au fond, surnagé par l'urine, et si l'addition du réactif a été faite avec soin, les deux liquides sont nettement séparés. Au point de contact, on voit apparaître immédiatement une zône rougeâtre dans le cas d'une urine ordinaire, verte dans celui d'une urine ictérique. En même temps que la zône verte s'étend et pâlit, il se produit une succession d'anneaux colorés en bleu, violet, rouge, jaune pâle ; ce jeu de couleurs est dû à des oxydations successives du pigment biliaire.

Ce procédé est très exact et permet presque à coup sûr de décéler les moindres traces de matière colorante biliaire. Les causes d'erreur sont très rares. Ainsi, nous avons vu plus haut que, quand l'urine avait été exposée à l'air pendant un certain temps, le dépôt de la matière colorante s'effectuait par ce seul fait ; il est évident que dans ce cas la réaction est incomplète. Il paraîtrait qu'il en a été de même quelquefois avec de l'urine de date très récente (Frerichs). Enfin, il faut savoir que l'alcool pur et l'acide nitrique en présence donnent lieu à la production des variétés de couleurs indiquées.

2° *Procédé de Maréchal*. — Quelques gouttes de teinture d'iode dans l'urine ictérique lui donnent une teinte vert émeraude.

3° *Procédé par le chloroforme*. — Ce liquide dissolvant la bilirubine l'entraîne avec lui au fond du vase, laissant au-dessus une couche d'urine incolore contenant encore la biliverdine, qui est insoluble dans le chloroforme. Traitées séparément par l'acide nitrique nitreux, ces deux couches présentent, l'inférieure les zônes colorées qui se produisent ici de haut en bas, car le chloroforme est plus lourd que l'acide, et la supérieure la coloration verte caractéristique de la biliverdine.

Nous ne parlerons pas des procédés de Brücke et de Neubauer (acides nitrique et sulfurique), de Vitali (acide sulfurique et azotite de potasse), de Fleischl (acide nitrique et nitrate de soude)... Rappelons seulement que récemment M. Constantin Paul a proposé le violet de Paris comme réactif très sensible. Après l'ingestion de rhubarbe, de santonine, d'acide phénique, Gubler avait démontré que les urines, traitées par le violet de méthylaniline, donnaient exactement les mêmes colorations que les urines bilieuses.

Après tout ce que nous venons de dire, il semble difficile de confondre une urine ictérique avec une urine provenant d'un malade atteint de gravelle urique. Étant donné la coïncidence possible des deux lithiases, comme la malade de l'observation VI en était un exemple, nous avons cru utile d'insister sur l'impossibilité de cette confusion, en détaillant aussi longuement tous les caractères et toutes les réactions de l'urine contenant du pigment biliaire.

Dans les quelques cas observés par nous, l'urine, avons-nous dit, était absolument claire et limpide au moment de l'accès douloureux ; c'était le lendemain seulement qu'elle devenait brunâtre, qu'elle renfermait les matières colorantes de la bile, et cette modification se prolongeait pendant trois, quatre et cinq jours. Puis tout rentrait dans l'ordre jusqu'à un accès ultérieur.

C'est donc sur ce phénomène que nous nous sommes basé pour admettre que les crises douloureuses de gastralgie, d'entéralgie, de névralgies diverses, etc., devaient avoir pour cause, à n'en pas douter, un arrêt du cours de la bile dans le trajet des voies biliaires par un obstacle quelconque. Étant donné la brusquerie de l'attaque, son acuité, sa terminaison en quelques heures par un ictère urinaire, n'est-on pas naturellement porté à penser que cet obstacle au cours de la bile était une concrétion, un petit gravier, peut-être de simples poussières ou un bouchon muqueux, et qu'on était en présence d'une colique hépatique fruste ?

Pour transformer cette hypothèse en réalité, il est certain qu'il eût fallu retrouver dans les selles le corps du délit : sinon, on peut objecter que cette crise pouvait être due à tout autre cause qu'un calcul biliaire, à des contractions spasmodiques des canaux par exemple. Cependant, à notre avis, il remble plus rationnel de faire intervenir, dans ces cas, l'action d'un corps étranger, d'autant plus que quelques mois après, les malades ont des coliques hépatiques franches et expulsent des calculs constatés dans les fèces. Si les concrétions n'ont pas été retrouvées, c'est qu'elles étaient trop petites et qu'elles ont échappé aux investigations ; peut-être sont-elles restées cachées dans

un repli de l'intestin pour n'être évacuées que plusieurs
semaines après la crise.

Enfin, et c'est l'opinion à laquelle nous nous arrêtons,
peut-être le petit calcul, après avoir tenté de franchir le
canal cystique, est-il retombé dans la vésicule ; et, en
essayant d'autres fois de sortir encore, il aura provoqué de
nouveaux accès, jusqu'au jour où, enclavé dans le canal,
il aura, par interruption momentanée mais complète du
cours de la bile, déterminé une colique hépatique franche,
suivie d'ictère cutané.

A plusieurs reprises, nous avons répété dans ce travail,
que nous ne voulions pas chercher à expliquer les faits
dont nous étions témoin, nous contentant de les exposer.
C'est ainsi que nous nous sommes demandé pourquoi un
calcul du foie déterminait des accès douloureux dans l'estomac, l'intestin, la tête, l'épaule gauche, etc. Ici encore,
il faudrait se demander pourquoi l'ictère urinaire se produit avant l'ictère cutané. A la suite de leurs accès, nos
malades, nous l'affirmons, n'ont pas eu de teinte même légèrement subictérique ni aux culs-de-sac conjonctivaux,
ni ailleurs, et cependant leurs urines contenaient manifestement de la bile.

Nous ne sommes pas le premier, nous le savons, à
admettre comme coliques hépatiques frustes les symptômes
prodromiques de la lithiase biliaire que nous avons étudiés
dans cette thèse. Trousseau y avait songé ; M. Sénac soupçonne cette relation dans son ouvrage. La récente thèse de
M. Mossé (1) lui consacre quelques lignes. M. Cornillon a

1. *Des accidents de la lithiase biliaire.* Th. agrég. Montpellier 1880,

écrit deux articles, dans le *Progrès médical* (1879), sur les *Rapports de la dyspepsie douloureuse avec la lithiase biliaire.* Il nous a semblé néanmoins que nous ne devions pas passer sous silence les faits intéressants suivant nous, que nous avons observés, et nous avons apporté notre modeste pierre à l'édifice.

TRAITEMENT

Forcément, nous serons bref sur ce chapitre qui ne rentre qu'indirectement dans notre sujet, puisque dans tout ce que nous avons dit jusqu'alors, nous nous sommes surtout placé au point de vue du diagnostic.

Néanmoins, nous avons cru utile de rappeler en quelques mots la conduite thérapeutique à tenir, lorsqu'on se trouve en présence des accès douloureux que nous avons étudiés dans ce travail.

L'élément *douleur*, dominant presque toujours la scène, c'est à lui que, sur les instances du malade, le médecin doit tout d'abord s'adresser.

Quelques praticiens éclairés se sont demandé si l'on ne devait pas laisser évoluer naturellement la crise, et respecter les douleurs de colique hépatique vraie ou fruste.

« Essayer d'enrayer l'accès, d'arrêter la progression du calcul, disent-ils, c'est retarder la guérison définitive du malade, et lui préparer de nouvelles souffrances pour l'avenir... »

Tel n'est pas notre avis, et nous avouons que, pour notre part, en face des douleurs, si souvent intolérables, cette abstention nous semble bien difficile à observer.

D'ailleurs, dans les cas semblables à ceux que nous avons exposés plus haut, la lithiase biliaire est la plupart du temps à son début.

On peut, avec quelque apparence de raison, supposer

que les calculs ne sont pas encore bien volumineux : peut-être ne sont-ce que de petits graviers ; peut-être même la bile est-elle simplement épaissie ou renferme-t-elle quelque bouchon muqueux. Pourquoi ne pas supprimer d'abord la douleur, quitte à intervenir ensuite pour provoquer la dissolution ou l'expulsion du calcul, qui cédera probablement d'autant plus facilement qu'il est plus jeune ?

Bien des moyens thérapeutiques, mais souvent fort infidèles, sont entre les mains du médecin appelé à arrêter de ces accès douloureux qui ont fait l'objet de cette étude.

1° Les *bains* plus ou moins prolongés, mais toujours maintenus à une température assez élevée, à laquelle il est bon de n'arriver que graduellement : l'effet antispasmodique et déprimant est ainsi plus sûrement obtenu.

2° Divers *topiques* peuvent être appliqués sur la région douloureuse, que ce soit l'épigastre, les hypochondres, l'abdomen, l'épaule, etc. En première ligne se placent les *cataplasmes* légers souvent renouvelés, protégés, contre le refroidissement par une épaisse couche d'ouate. On peut en outre les arroser de laudanum de Sydenham. Les *fomentations* brûlantes, l'application de *serviettes* chauffées, de *sinapismes*, de *compresses* trempées dans le *chloroforme* n'agissent évidemment qu'en déterminant une irritation cutanée, dont la douleur superficielle masque un peu la souffrance intérieure. Les *onctions* pratiquées *loco dolenti* avec le baume tranquille, la pommade opiacée et belladonée restent la plupart du temps absolument inactives. Il n'en est pas de même des vésicatoires.

3° Les *émissions sanguines* ne nous paraissent pas indiquées ; tout au plus, si l'on constatait au moment de l'accès une énorme congestion du foie, pourrait-on appliquer quelques sangsues sur l'hypochondre droit ou mieux à l'anus : c'est là tout à la fois un moyen déplétif, et une façon d'amener une détente de l'état spasmodique. Mais l'agitation souvent extrême du patient n'en permet pas toujours l'emploi.

4° Les *suppositoires*, que recommande Trousseau à la fin de sa leçon sur les coliques hépatiques et dont M. Sénac lui avait fourni la formule, après l'avoir reçue lui-même du Dr Charrier, se composent de :

<table>
<tr><td>Extrait de Belladone
Extrait d'opium. . .</td><td>} aa 2 centigrammes.</td></tr>
<tr><td>Beurre de cacao. . . . .</td><td>2 grammes</td></tr>
</table>

pour un suppositoire.

On en introduit un toutes les demi-heures dans le rectum en ayant soin de bien franchir le sphincter interne ; au troisième ou au quatrième d'ordinaire, le soulagement est sinon complet du moins très manifeste. On peut aller sans crainte jusqu'à six.

Mais pourquoi ne pas préférer à cette médication, si fidèle qu'elle soit, l'emploi non moins efficace des quarts de *lavements laudanisés,* si faciles à préparer rapidement ? Deux fois nous avons donné le chloral en lavement, mais sans résultat.

5° *Les injections hypodermiques de chlorhydrate de morphine* sont, à notre avis, le calmant le plus actif et le plus commode à manier. Aussi l'on peut voir d'après nos observations que c'est celui dont nous nous sommes le plus souvent servi. Une injection de 2 centigrammes faite en deux fois, suffit d'ordinaire :

Dans un cas cependant nous avons dû aller jusqu'à 0,04 centigrammes en douze heures. Les nausées, la céphalalgie, qui en résultent parfois, ne nous semblent pas une contre-indication suffisante.

6° *Les inhalations de chloroforme* ou *d'éther* que nous avons vu employer chez notre ami (obs. V) doivent être réservées pour les crises de durée très-prolongée, et lorsqu'il est nécessaire de donner quelques instants de repos à un malade épuisé par de longues heures de souffrance.

7° Quant à la *médication interne,* c'est-à-dire administrée par les premières voies, elle a le grave inconvénient de déterminer le plus souvent des nausées et des vomissements qui augmentent la susceptibilité de l'estomac et rejettent immédiatement du reste les médicaments ingérés. Quelquefois, les malades supportent une portion fortement éthérée (4 grammes d'éther sulfurique) donnée par cuillérée à bouche de quart d'heure en quart d'heure (1).

La crise douloureuse terminée, et lorsqu'on a des raisons suffisantes pour affirmer ou seulement soupçonner la lithiase biliaire, le traitement doit alors s'adresser à un autre élément, le *calcul.*

Souvent, comme nous le disions plus haut, celui-ci n'est pas encore formé ou est à peine appréciable à l'état de gravier, de poussière ; d'autre fois, il existe un ou plusieurs

---

1. C'est à dessein que nous n'avons envisagé ici que le traitement des prodrômes douloureux, laissant de côté celui des prodrômes fonctionnels (dyspepsie, diarrhée). Ce dernier en effet n'est autre que la médication alcaline dont nous allons parler.

calculs dont on veut obtenir la dissolution ou l'expulsion. Dans l'un et l'autre cas, c'est à la médication alcaline qu'il faut avoir recours. Quelquefois même, ainsi que le disait un ancien médecin de Vichy, Durand (de Lunel) elle *démasque* la lithiase que rien n'avait pû faire soupçonner.

Immédiatement après la crise, on pourra donc prescrire, pendant quelques jours une potion avec trois ou quatre grammes d'acétate de potasse, puis, lorsque le malade sera remis, lui faire prendre de l'eau de Vichy et des bains alcalins, en attendant qu'il puisse aller faire une cure à Vichy, à Carlsbad..., ou une autre station analogue. Cette médication provoque, à n'en pas douter, l'expulsion des calculs biliaires. En est-il de même de leur dissolution ?

Les auteurs de l'article du Dictionnaire encyclopédique pensent que la prétention *de dissoudre chimiquement* les pierres biliaires ne saurait être soutenue.

Durand-Fardel est de cet avis. Pujol affirme que les prétendus fondants des pierres biliaires sont une véritable chimère. Mialhe qualifie cette opinion d'*illusion thérapeutique.*

Et si aujourd'hui nombre de médecins persistent à employer le remède de Durande plus ou moins modifié, ce remède qui au début passa pour avoir une action lithrontriptique, c'est qu'ils en attendent l'*expulsion* des concrétions et non leur *dissolution.*

Enfin, on devra tenter de prévenir la formation de nouvelles pierres, d'abord par l'usage prolongé des alcalins (boissons et bains, cures thermales annuelles), un régime sévère, une alimentation choisie, un exercice musculaire modéré mais quotidien, si possible, sans oublier que bien souvent la lithiase biliaire et ses accidents sont sous la dépendance d'un état général plus ou moins latent, la diathèse arthritique notamment.

CONCLUSIONS

1° La lithiase biliaire se traduit souvent, avant le premier accès franc de colique hépatique, par des phénomènes douloureux et des troubles fonctionnels de siège variable ;

2° Ces prodrômes, plus ou moins éloignés de la colique hépatique, ne sont presque toujours que des coliques hépatiques frustes. On trouve en effet dans les urines des traces de pigment biliaire, signe de difficulté sinon d'arrêt complet du cours de la bile, sans qu'il y ait ictère de la peau ni des muqueuses ;

3° L'examen de l'urine ne doit donc jamais être négligé, lorsqu'on se trouve en présence d'accès répétés et très douloureux de gastralgie, de dyspepsie, ou qu'on a lieu, d'après les antécédents du malade, de soupçonner la possibilité de la cholélithiase ;

4° La nature biliaire de ces phénomènes étant ainsi reconnue, et l'accès douloureux calmé par les moyens appropriés, le traitement alcalin doit être immédiatement institué, afin d'éviter le retour de ces crises en guérissant peut-être la lithiase biliaire et d'empêcher ainsi l'apparition de coliques hépatiques vraies.

Lefranc

BIBLIOGRAPHIE

Barth et Besnier. — Art. voies biliaires du dictionnaire encyclopédique des sciences médicales.

Cornillon. — Des localisations douloureuses dans les coliques hépatiques. Progrès médical, n° 32, année 1880. Rapports de la dyspepsie douloureuse avec la lithiase biliaire. Prog. médic., n°s 9 et 10, année 1879.

Charcot. — Leçons sur les maladies du foie et de l'appareil biliaire. Cours d'anatomie pathologique de la Faculté, 1876.

Durand-Fardel. — Traité pratique des maladies chroniques, T. II, 1868.

Frérichs. — Traité des maladies du foie.

Fauconneau-Dufresne. — Traité de l'affection calculeuse du foie, 1851.

Luton. — Art. voies biliaires, in Nouv. dict. de médecine et de chirurgie pratiques.

Magnin. — De quelques accidents de la lithiase biliaire. Th. 1869.

Mossé. — Accidents de la lithiase biliaire. Th. agrég., Montpellier, 1880.

Murchison. — Leçons sur les maladies du foie. 2e édit., trad. J. Cyr.

Pujol (de Castres). — OEuvres diverses de médecine pratique.

Raymond. — Des dyspepsies. Th. agrég., Paris, 1878.

Sémac. — Traitement des coliques hépatiques, 1870.

Sée. — Des dyspepsies gastro-intestinales.

Straus. — Des ictères chroniques. Th. agrég., Paris, 1878.

Trousseau. — Clinique médicale de l'Hôtel-Dieu. T. III, 76e leçon.

Willemin. — Des coliques hépatiques et de leur traitement par les eaux de Vichy, 1862.

Imp. A. DERENNE, Mayenne. — Paris, boul. Saint-Michel, 52.

Imp. A. Derenne, Mayenne. — Paris, boulev. Saint-Michel, 52.

BIBLIOTHEQUE NATIONALE DE FRANCE

www.ingramcontent.com/pod-product-compliance
Ingram Content Group UK Ltd.
Pitfield, Milton Keynes, MK11 3LW, UK
UKHW020039100726
13658UKWH00003B/1431